Protect Your Hospital

病院内発生テロ対策マニュアル

編 集

平成30年度厚生労働行政推進調査事業費補助金
（地域医療基盤開発推進研究事業）

2020年東京オリンピック・パラリンピック競技大会における
救急・災害医療提供体制に関する研究（研究代表者：横田裕行）

編集協力

一般社団法人 Healthcare BCP コンソーシアム

へるす出版

巻　頭　言

　2020年に国際的大規模イベントである東京オリンピック・パラリンピックが開催される。そのようななか，昨今の不安定な国際政治情勢を背景にテロに対する対策，とくに競技会場内やラストマイルといわれる会場周辺でのリスク評価や対応，患者搬送に関してはさまざまな組織で議論されつつある。しかしながら，ソフトターゲットの一つである医療機関におけるテロ攻撃対策について検討された報告はほとんど存在しないのが現状である。本書は平成30年度厚生労働行政推進調査事業費補助金（地域医療基盤開発推進研究事業）「2020年東京オリンピック・パラリンピック競技大会における救急・災害医療提供体制に関する研究」での分担研究「BCPの視点からみた医療機関におけるテロ攻撃対策に関する研究」にかかわった研究者が，同研究報告書をもとに，さらに現場で使用しやすいような工夫や解説を加え，実際の使用を想定して作成した成果物である。
　内容は医療機関がテロ攻撃の目標にならないような日常の工夫や，医療機関にテロ攻撃がされたという設定で模擬訓練を行った経験から，その際の対応のポイントなどを解説した。医療機関では，爆発，無差別殺傷，車両での突っ込みなどのテロ

事案が発生することを想定し，どのような事前準備をしていればそれらのリスクを最小限にすることができるかなどを記載し，医療機関の敷地内，建物内で発生することを防止するために事前の備えについて説明をしている．一方，実際テロが生じたときの対応に関してとくに事前の訓練やシミュレーションのためのマニュアルも示すことができた．さらに，図やイラストを多く交えより理解しやすいような工夫も加えてある．

巻末の付録「概要版」では，テロ攻撃を受けた際の医療機関での病院対策本部の体制イメージ，救助・救急搬送，救急医療体制のモデル，NBC災害情報提供シート，災害診療記録等々を掲載している．携帯してご活用いただきたい．

本書は2020年東京オリンピック・パラリンピック競技大会や今後行われるであろうさまざまな大規模イベント，Mass Gathering Eventにおける医療機関のあり方，テロ対策に有用な資料（legacy）としても活用可能と考える．医療機関における想定外の事態，例えばテロ攻撃等々での病院BCPのあり方を考える際に本書が少しでもお役に立てば望外の喜びである．

令和元年9月

日本医科大学大学院医学研究科救急医学分野 教授
同付属病院高度救命救急センター長

横田　裕行

執　筆　者

横田　裕行　日本医科大学大学院
医学研究科救急医学分野 教授

布施　明　日本医科大学医学部救急医学 教授

小笠原智子　日本医科大学付属病院
高度救命救急センター 病院講師

石井　浩統　日本医科大学
成田国際空港クリニック 助教

大元　文香　日本医科大学付属病院
高度救命救急センター

木野　毅彦　日本医科大学付属病院
外科系集中治療室 師長

目　次

第1章　事前対策　1

C：Command & Control（指揮と統制） …………… 2
S：Safety（安全） ………………………………………… 3
C：Communication（情報伝達） ……………………… 12
A：Assessment（評価） ………………………………… 17
TTT：Triage，Treatment，Transport
　　（トリアージ，治療，搬送） ……………………… 20

第2章　アクションカード　28

現場（近く）の医療職 …………………………………… 28
事務職 ……………………………………………………… 29
不審者 ……………………………………………………… 30
不審物 ……………………………………………………… 31
不審電話 …………………………………………………… 32

第3章　合同訓練シナリオ　33

訓練概要 …………………………………………………… 33
1．爆破テロ ……………………………………………… 34
2．刃物殺傷テロ ………………………………………… 38
3．車両突っ込みテロ …………………………………… 42

付録：病院内発生テロ対策マニュアル（概要版）Ver.1.2

第1章　事前対策

　本マニュアルは，爆発，無差別殺傷事件，車両を使用したテロ事案などが病院の敷地内，建物内で発生することを防止するために事前にどのような備えが必要かを示したマニュアルです。

　本マニュアルを参照して，自病院での対策に活用してください。

　なお，多くの病院で診療録は電子カルテシステムを採用しており，サイバーテロを受けた際にどのように対応するのかも今後は重要な課題です。

　米国では，国土安全保障省が銃乱射事件に対する対応について「run, hide, fight（逃げろ，隠れろ，闘え）」を基本方針とすると発表しています。一方，英国では「run, hide, tell（逃げろ，隠れろ，通報しろ）」といわれていて，わが国には明確な指針はありませんが，両国の考え方は参考になります。

　しかし，もっとも重要なことは事案発生を未然に防ぐことです。

　そのための対策を講じていきましょう。

　自然災害に対する医療救護活動の基本は，「指揮と統制，安全，情報伝達，評価，トリアージ，治療，搬送」といわれています。

　この内容に沿って事前対策について説明していきます。

C：Command & Control
指揮と統制

1．対処計画の策定

1) 有事の際に混乱に陥ることなく速やかで，かつ安全に行動・避難するための対処計画を策定しましょう。
2) 対処計画には，職員（医療者，非医療者），患者（入院患者，外来患者），来院者（見舞客など），それぞれの対処要領を含めましょう。
3) 対処計画には有事の際の避難の優先順位，避難経路の設定・周知・明示の方法を含めましょう。とくに職員を対象とする対処計画には院内不審物・不審者の発見時の対処要領，テロ予告などに対する行動要領，有事情報伝達要領などを含めましょう。

2．広報活動

1) テロ防止のポスターや警戒実施中の張り紙を施設内に貼付しましょう。または電光掲示板やデジタルサイネージなどがある場合は，テロ防止のメッセージを表示するなど，広報媒体を活用した呼びかけを実施しましょう。

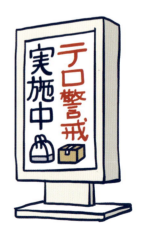

S：Safety
安　全

１．施設に関すること

　職員や患者の安全をテロから守るためには，病院が管理する施設がテロに対して十分な備えができているかどうかが重要なポイントです。セキュリティ対策を再確認しましょう。

１）施設出入者の確認の徹底

　（１）　施設への出入口を限定し，それ以外は施錠するなど，施設に出入りする人を把握しましょう。把握方法は防犯カメラによる録画（どのくらいの期間保存するのか）なのか，用紙記入を行うのか，状況によって変更するのかを取り決めておきましょう。また，テロが発生した場合に，ID認証でロックされている出入口がいつ，どのようにパニックオープンになるのかを把握しましょう。

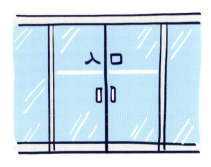

（2） 職員，関係者，来院者を区別し，それぞれ別の通行証・面会証を見える場所に着用させるなど，出入者の管理を徹底しましょう。また，通行証・面会証は適宜更新しましょう。

（3） 施設敷地内に車両を駐車させる際は，車両番号，車両利用者，駐車目的，駐車時間などを記録し，関係のない車両は駐車させないようにしましょう。

（4） 郵便物は，可能な限り，受け取り窓口を一本化しましょう。宅配便，バイク便などの受け取り方法も取り決めましょう。

2）施設内外の環境整備と周辺の見回りの徹底

（1） 物が整理されていないと不審物を置かれても気づくことができません。施設内外の環境整備を徹底し，あるはずのない物がすぐわかるようにしましょう。

　　例）外来（外来室，待合，廊下，トイレなど），病棟（病室，廊下，トイレ，面会室など），検査・放射線室，手術室（日帰り），コンビニ・食堂；担当者の配置，定期的確認。

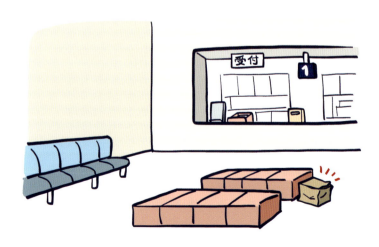

（2） 周辺の見回りを実施し，変化がないか気をつけましょう。また，見回りは定型的ではなく，コースや時間をランダムに実施すると効果的です。

　　例）いくつかのコースや時間をパターン化し，乱数表などを用いて当該日のコース，時間を設定するなども有効です。

（3） 見回りの際は電話，無線機などを所持し，異常があった際にはすぐに連絡できるようにしましょう。

　　例）余裕があればバディで見回りを行いましょう。

（4） 来院者に対しては挨拶を励行し，相手の反応に不審点があった場合や通行証・面会証を着用していない場合などは声をかけて質問しましょう。

①用件が答えられるか，また，正当なものか。

②面会者なら，患者の名前，病棟が答えられるか。

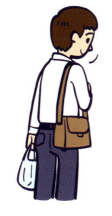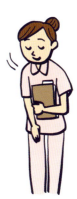

③職員に用事がある場合は，職員名，所属が答えられるか。

　とくに通行証・面会証を着用していない場合は，職員は，用件を確認して，受付が未了であれば受付に立ち寄ること，通行証・面会証を着用するように案内を行いましょう。

3）施設の強化
（1） 医薬品の調剤工程における監視機能を充実させ，死角のないレイアウトと環境整備を徹底し，加害行為を容易に発見できるようにしましょう。
（2） 直接，医薬品に手を触れる場所など，有害物質を混入しやすい場所には監視カメラを設置するなど，重点的に対策をとりましょう。
（3） 医薬品保管場所については補助鍵を設置して，窓などの侵入可能場所については格子を設けるなど，不審者侵入防止を徹底しましょう。
（4） 医薬品の積み下ろし，積み込み作業を行う場所は脆弱な箇所であるため，人による監視や，監視カメラを設置するなどの対策を強化しましょう。
（5） 井戸，貯水・配水施設へは，出入り可能な従業員を限定し，他の者には入らせないようにしましょう。

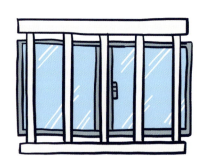

4）施設，備品の点検，補修

（1）非常口や避難経路を点検し，実際に避難できるかよく確認しましょう。経路に物が置いてあったり，破損していたりするとスムーズに避難することができません。

（2）消火器やAEDなど，施設の備品の個数や設置場所を確実に把握し，これらを偽装した不審物の有無がすぐわかるようにしましょう。また，備品には管理番号を付し，封印シールを貼っておくなど，保守管理を徹底しましょう。

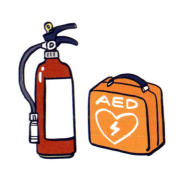

（3）フェンスや壁などの外側に足場となるような物が設置されていないか，確認しましょう。

（4）フェンスや壁，鍵など，施設に破損している箇所があれば，すぐに補修しましょう。

5）車両の保守管理

（1）保有車両の保管場所においては，車庫内外の巡回を積極的に行い，異常の有無を確認しましょう。

（2）車両の保管場所には，重点的にセンサーや防犯カメラなどを設置して，盗難防止に努めましょう。

（3）防犯カメラの映像は録画しておきましょう。

（4）車両を無人にする際は，確実にドアロックをしましょう。

（5）傷病者の搬出入や車載物の出し入れの際は，可能な限り，傷病者や車両，荷物から目を離さないようにしましょう。

（6）万一，保有車両が盗難に遭った際は，すぐに警察に通報しましょう。

2．資器材に関すること

　地震などの災害に関しては，ほとんどの病院が資器材の配備や備蓄などの対策をとっていますが，テロ発生を想定した資器材を配備している病院は多くありません。いざテロがあった際に職員や患者，来院者の安全を守るためにも，必要な資器材を用意しましょう。

1）施設の防犯カメラの増設，管理

（1）　防犯カメラの設置，増設を検討し，警戒体制を強化しましょう。防犯カメラは犯罪の抑止や事件解決などに大きな効果があります。

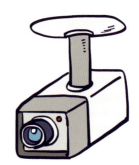

（2）　防犯カメラ運用上のチェックポイント
　　①撮影範囲は適正か，出入口など必要な箇所が映っているか。
　　②十分な台数を設置しているか。
　　③録画機能が付いているか，一定期間保存しているか。
　　④日付と時刻の表示は正確か。
　　⑤システムは常時作動しているか。
　　⑥画質や鮮明度は人の顔や車両番号の識別が可能なものか。
　　⑦風雨などにより設置した撮影範囲が変わっていないか。

2）耐爆ガラスの設置
（1）　建物の付近で爆発があった際の被害は，爆風で割れたガラスによる負傷が考えられます。ガラスを爆発物に耐性のあるものにする，または，ガラスに飛散防止フィルムを貼付することによって被害を抑えることができます。
　　※とくに，人が自由に出入りできる受付フロアなどに設置すると効果的です。

3）透明なゴミ箱の設置
（1）　施設内のゴミ箱を透明なものにすることで，不審物などを置き去りにされにくく，また発見しやすくなります。さらに，来院者に対して，テロ対策に積極的に取り組んでいる病院なのだと印象づけることもできます。

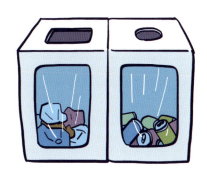

4）有毒物質に対する資器材の用意
（1）　吸い込んだり皮膚に付着させないようにするために，手袋，帽子，ゴーグル，防護服，マスク，タオル，消毒液などがあると有効です。

5）備蓄資器材の用意
（1） 地震など災害への備えとして，食料品や医療品，非常持ち出し品などの備蓄が重要ですが，テロが発生した際にも非常に有効です。食料品については概ね3日分用意しておきましょう。

3．「見せる警戒」の実施

1）職員や警備員による警戒は，来院者などに対しても警備を実施していることが目で見てわかるように行い，常に警戒が行われている場所であるということを印象づけましょう。
2）防犯カメラやセンサーなどの防犯資器材を目立つ場所に多数配置し，テロを起こしにくい雰囲気を作りましょう。
3）コインロッカーやゴミ箱を設置する場合は，なるべく人目につく場所に設置し，中が見える透明なものにすると有効です。

4．身分確認

1）まず重要なことは，来院者の身分確認を徹底することです。
2）来院者が外国人の場合は，パスポート，在留許可証などの提示を求め，旅券番号などを正確に把握しましょう。

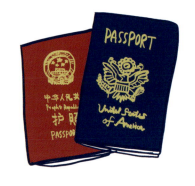

5．避難誘導

1) テロが発生した場合は，院内にいる人々がバラバラに行動すると避難が困難になります。あらかじめテロ発生を想定した避難経路，避難場所を検討し，すぐに誘導できるようにしましょう。
2) 安全に避難を促すための情報伝達のあり方を検討し，あらかじめ広報文のひな型を作成するなど，準備をしておきましょう。
3) テロ発生直後に犯人の一部が逮捕されても，来院者に紛れて他のテロリストが潜伏している可能性がありますので，不審な動きをする者には十分注意しましょう。

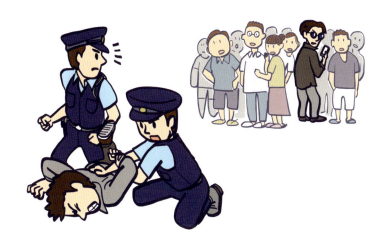

C：Communication
情報伝達

1．不審者，不審物の発見時の通報

　テロを未然に防ぐためには，情報提供が不可欠です。これまでも多くのテロが一般の方からの通報で未然に防止されています。

1）不審者，不審物を発見した際は，すぐに110番または最寄りの警察署に通報しましょう。

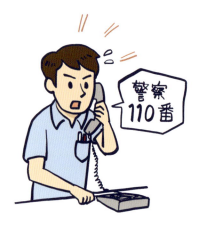

あなたの病院の最寄りの警察署は？

＿＿＿＿＿＿＿＿＿＿警察（☎　　　　－　　　　－　　　　）

※「不審者」とは
- 同じ場所を行ったり来たりするなど不自然な行動をしている。
- 普段見ない車両が長時間駐車している。
- 場所や気候にそぐわない恰好をしている。
- 周囲を気にしながら施設の様子をうかがっている。
- 見かけない人が施設周辺でメモや録音をしたり，写真やビデオ撮影をしている。
- 防犯カメラ等の向きを調べるなど，警備システムの設置状況を確認している。
- 身分証明書の提示を拒否する。
- 身分を記載する際に，メモを見ながら記載している。

など

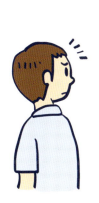
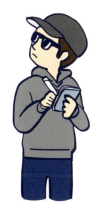

2）日常の業務を通じて，近隣住民や患者などから不審者等の情報を聞いた場合も，些細な内容でも通報しましょう。

※不審物は，絶対に触ったり蹴飛ばしたりせず，周囲に持ち主がいないか確認しましょう。
※不審物，不審者を発見した際は，職員のみがわかるような隠語を使うなど，混乱防止に注意しましょう。
　例）コード・イエロー（コード・レッド），本館3階エレベーター前，など。
※不審者については次のような特徴を確認しましょう。
　性別，年齢（見た目），服装，背格好，言動，方言，態度等の様子，など。

※**「不審物」とは**

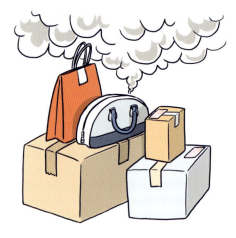

- 放置された荷物などで，持ち主が不明である。
- 発見されにくいように隠匿して置いてある。
- 粘着テープやひもなどで厳重に包装，固定されている。
- 中から機械音のようなものが聞こえる。
- 火薬や薬品の臭いがする。
- 脅迫やトラブルの後に発見された。
- 身に覚えのない郵便物で，差出人もはっきりしない。

　　　　　　　　　　　　　　　　　　　など

※「不審な荷物」の特徴とは
- 送り主の名前や住所がはっきりしない。
- 受取人の住所，氏名が間違っている。
- 送り主の住所と関係ない地域から発送されている。
- 包装が雑で，必要以上に頑丈に梱包している。
- 内容物の記載に対し，実際の形状，重量が不自然である。
- 荷物の表面から粉や液体などの異物が漏れている。
- ワイヤーが出ていたり，油のシミや汚れがある。
- 時計の音や液体の音など，異常な音がする。
- 不自然な異臭がする。

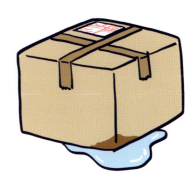

など

※荷物から粉や液体が床にこぼれた場合
- 掃除しようとせず，こぼれた内容物をビニール，衣服，紙などですぐに覆う。
- 空調装置が作動している部屋で粉が霧状になった場合は，空調を停止する。
- その後部屋を離れ，ドアを閉め，できるだけ近づかない。
- 内容物が付着した衣服は早く脱ぎ，ビニール袋か密閉できる容器に入れる。
- できるだけ早くシャワーを浴び，石鹸でよく洗う。

2．通報先

1) 緊急時の110番のほか，管轄の警察署や自治体の危機管理担当など，不審情報の通報先をあらかじめ把握し，壁に貼り出すなど，すぐに通報できる体制を作りましょう。

3．来院者への情報提供

1) 有事の際，確実に来院者へ伝えられるよう，避難方法，避難場所などの情報をあらかじめ整理しましょう。
2) 有事に備えた対処要領に関する配布資料，説明用資料などは，英語，中国語，韓国語など複数の外国語による資料も用意しましょう。

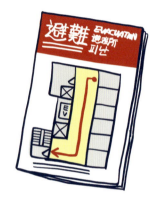

A：Assessment
評　価

　テロを防ぐには，職員全員が同じ認識，危機意識をもって対応していくことが重要です。研修会などを通じてテロの脅威と対策に向けた院内の共通意識を高めていきましょう。

1．職員の管理の徹底

1）普段から職員同士のコミュニケーションを図り，定期的に面接を実施するなど，お互いの変化にすぐ気づけるようにしましょう。
2）新規採用者を朝礼等で紹介するなど，働いている者同士の顔が見える職場作りをし，職員が見慣れない人間の存在に疑問をもつような習慣をつけましょう。
3）職員の制服，職員証，鍵などの管理を適正にしましょう。

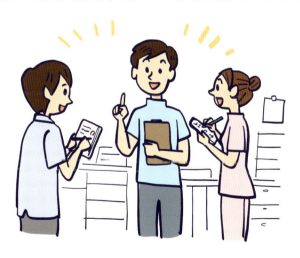

2．セキュリティ部門の人材確保

1) セキュリティ対策の担当者を指定し，テロなどの有事に対して誰が責任をもって対策に当たるのか，責任を明確化しましょう。また，担当者が不在の場合に備えて，予備の担当者も指定しましょう。
2) 可能であれば，他の業務と兼任ではなく，セキュリティを専門業務とする担当者を確保しましょう。

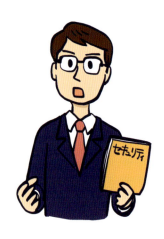

3．職員に対する教育・研修の徹底

1) 職員全員が不審物や不審者に対し注意するよう，普段から教育・研修を実施し，何か異変があればすぐに気づけるようにしましょう。
2) 職員各自が有事の際にどのように行動するのか，それぞれの役割分担を明確にして，研修を実施するなど，緊急時も迅速に行動できるようにしましょう。

3）教育・研修は定期的に実施し，職員各自の認識が薄れないようにしましょう。

※**研修内容の例**
- 危機管理マニュアルに基づく防災・防犯などの避難訓練。
- 事案発生時の対応訓練（被害患者などおよび家族への対応を含む）。
- 止血帯（CAT®など）を含む止血法，AEDを含む心肺蘇生法などの応急手当に関すること。
- 患者，職員などの心のケアに関すること。

など

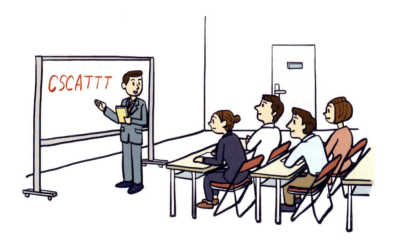

TTT：Triage, Treatment, Transport
トリアージ，治療，搬送

1．訓練に関すること

　テロに備えるためには，日ごろの訓練が重要です。テロ発生に備えたマニュアルを作成していても，実際に実践してみなければスムーズに実行できません。

　積極的に訓練を実施し，有事に備えましょう。

1）院内対策本部訓練の実施〔幹部職員〕
（1）　事案発生時の意思決定を的確に行い，行動統制を図るため情報・状況の掌握および適切な指揮統制を行うための訓練を実施しましょう。

放火もテロ攻撃だ!!　COLUMN

　病院など人が集まる建物・事業所などへのテロ・事件の形態としては，刃物による無差別殺傷，車両による突入，爆発物による時限式または遠隔操作による爆発，あるいは自爆などが考えられます。

　さらに，2019年7月に京都のアニメーション・スタジオで起きた放火事件では，揮発性の高いガソリンが使用されて爆燃現象が起こり，火災が一気に建物全体に広がって有毒ガスも大量に発生した可能性があり，30数名が死亡，30数名が負傷（容疑者含まず）する大惨事となりました。

　本事案に類似する「爆発による火災」が発生した場合に，避難などの対応についても検討が必要です。被害に遭われた方々のご冥福と1日も早いご回復をお祈りするとともに，二度とこのような事案が起こらないために十分な事前対策を講じ，繰り返し訓練を行う必要があります。

　ちなみに病院火災でもっとも多い原因は放火です。2014年11月には都内の病院で不審者が火炎瓶を投げて火災が発生したことも知られています。

2）避難訓練の実施〔全員〕
（1） 有事の際に慌てず，速やかに避難できるよう，避難訓練を反復して実施しましょう。
（2） 訓練には病院職員だけでなく，患者（とくに自力歩行可能な者，外来患者），患者家族など見舞客を含め，有事の際の行動・避難要領に習熟させるようにしましょう。

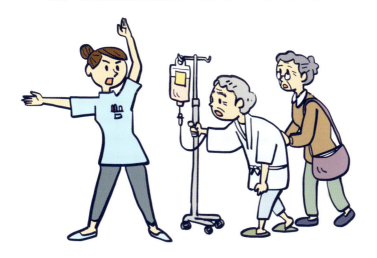

3）不審物・不審者など発見時の対処訓練の実施〔病院職員〕
（1） 実際に不審物・不審者などが発見された場合に備えた訓練を行いましょう。
（2） 現場の安全確保，不審物発見時の外来患者，見舞客などの誘導・行動統制についても訓練を行いましょう。

4）テロ予告などに対する対応訓練の実施〔病院職員〕
（1） 電話・メール・郵便物・SNSなどで病院に対するテロ予告があった際に適切に対応できるよう行動要領について定めておきましょう。とくに，爆発物留置などの際に行う院内クリアランスの要領については，全フロアにて迅速に対応できるよう習熟しましょう。

（2） 電話受付の職員や電話対応を行う看護師などテロ予告の取り扱いをする可能性が高い職員については，とくに次の点に重点を置いて訓練を行いましょう。

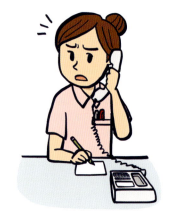

①一人だけで対応しない（電話がかかってきたときに近くにいる職員などにも，不審電話対応中であることを，メモなどを用いて知らせる）。

②可能であれば電話対応中に他の者が状況について警察通報を行う（電話対応中の警察通報については，上級者への報告より優先して行う）。無理な場合は，電話終了後に上級者および対応部署へ報告するとともに警察通報を行う。

③電話があった時間，終了した時間を正確に記録する。

④いつ，どこで，何を企図しているのか，企図する理由などについてなるべく多く質問し情報の収集に努める。

⑤相手の特徴（年齢，性別，方言，話し方のクセなど），電話の背景に聞こえる音など，なるべく多くの情報を把握する。

⑥情報の把握をもれなく，容易にするために，情報集約のための用紙を作成・配布しておくことが望ましい。

5）通報訓練の実施〔全員〕
　（1）　有事の際の通報・報告の方法についてあらかじめ策定し，訓練を行いましょう。
　（2）　とくに患者，患者家族からの通報について，迅速に反応できるよう行動要領を定めておきましょう。

6）情報伝達訓練の実施〔病院職員〕
　（1）　院内の情報伝達：有事の発生や避難の必要性について院内に確実に情報を伝達できる方法で訓練を実施しましょう。とくに，放送が聞こえない場所，部門について各部署ごとに正確に把握し，確実な情報伝達ができるように部署ごとの訓練も行いましょう。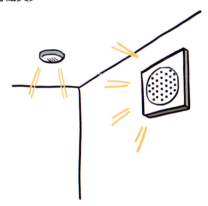
　（2）　職員個々人への情報伝達：有事発生や有事発生の事前情報の伝達を行うための緊急連絡網を策定し，情報連絡訓練を実施しましょう。

7）有事を想定した図上訓練の実施〔病院職員〕
　（1）　有事発生の際にどのように行動すればよいのか，具体的な状況を想定して意見を出し合い，行動要領を共有するための図上訓練を行いましょう。図上訓練は，部署ごと・病棟ごとに行い，避難の優先順位，避難経路の作成，担当患者の掌握の方法などを含め，有事の際に混乱することなく行動できるように繰り返し行いましょう。

2．関係機関や近隣の企業，住民などとの連携に関すること

　テロを未然に防ぎ，有事の際，被害を最小限に抑えるためには自院だけでなく，関係機関や近隣の企業，住民などとの連携が不可欠です。積極的にコミュニケーションをとり，普段から連携を強化しましょう。

　１）顔の見える関係の構築
　　（１）　地域の自治体，警察，消防など関係機関および近隣住民などと普段から接点をもち，有事の際にスムーズな連携ができるようにしましょう。

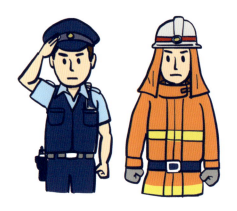

2）合同訓練，研修会，イベントへの参加
（1） 関係機関との合同訓練等の実施などを行い，連携強化に努めましょう。
（2） 近隣住民とは，健康イベントの実施などを通じて連携強化に尽力しましょう。

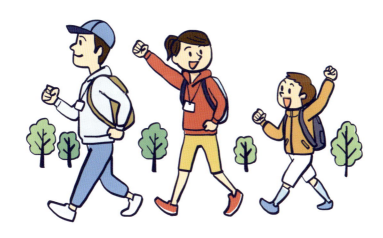

3）情報共有
（1） 関係機関と近隣企業・住民と積極的に意見交換を実施し，テロ情勢や周辺の不審情報などを相互に共有できるようにしましょう。
（2） 院内でのテロなど有事発生に対し，近隣企業・住民に不要の混乱を与えないために，適切な情報提供・共有の方法を策定しましょう。

3．その他

1）テロに備えたマニュアルの作成

（1） すでに作成している災害対策マニュアルやBCP（事業継続計画）などにテロへの備えの項を盛り込むか，あるいはテロ対策マニュアルを作成して既存のマニュアルとの整合性を図っておきましょう。

（2） テロ発生時の行動の準拠となる対処要領・マニュアル類は訓練などを通じて職員および関係者に周知し，定期的に確認を行いましょう。

（3） 外来者，見舞客等の避難などに際しては，混乱することのないよう，掲示物などの明示を工夫しましょう。

（4） 対処要領・マニュアル類は，訓練などを通じて随時見直しを実施し更新しましょう。その際，新旧のマニュアルが混在して混乱を招くことのないように留意しましょう。

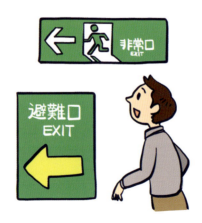

2）**情報収集**
（1） 警察広報，新聞，テレビ，インターネット，SNS，外部通報などあらゆる情報源から，テロの発生状況に関し関心をもつようにしましょう。
（2） とくに，近隣での多発テロ発生の際には，発生患者の受け入れとしての体制確立が必要となると同時に，テロターゲットとなり得る可能性について強く意識し，警備の強化と人員の掌握に留意しましょう。

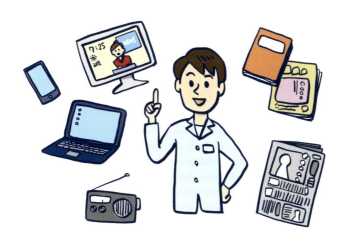

第2章　アクションカード

　病院内でそれぞれ立場・視点・役割が異なる各職種や，遭遇する状況別に，注意書きのような形でアクションカードを作成しておきましょう。

院内テロ対策アクションカード

現場（近く）の医療職

- ☐ 自身の安全を確認する
- ☐ 負傷者の数，程度を把握する
- ☐ 院長電話（※管理者の長）に報告する
- ☐ その場にいる医療職でトリアージを分担する

- 一人だけで対応せず，他の者が通報を行う
- 来院者に紛れて他のテロリストが潜伏している可能性があるので，不審な動きをする者には十分注意する
- 不審物が残されている場合には，触らないように注意喚起する
- 救護活動は，可能であればあらかじめ決められた安全な救護スペースで行う

　　　　　　　　　　　　　　　　　　　　　　　　など

院内テロ対策アクションカード

事務職

- ☐ 自身の安全を確認する
- ☐ すぐに周りにいる他の職員と複数で対応する
- ☐ 院内放送で，あらかじめ決められたコードで一斉放送する
- ☐ 来院者を指定の経路で指定の場所へ避難させる
- ☐ 近隣企業，住民に適切に情報提供を行う

- 来院者に紛れて他のテロリストが潜伏している可能性があるので，不審な動きをする者には十分注意する
- 保有車両が盗難にあった際は，すぐに警察に通報する
- 不審物が残されている場合には，触らないように注意喚起する
- 鍵や名札が盗難された場合は，通報を行う
- 一人だけで対応せず，他の者が通報を行う

など

院内テロ対策アクションカード

不審者

- □ 不審者を発見した場合はすぐに警察に通報する
- □ 患者や来院者から不審者の情報があった場合もすぐに警察に通報する
- □ あらかじめ決められたコードで一斉放送し，職員間で共有する
- □ 院内クリアランスの要領に従う

警察通報については，上級者への報告よりも優先する

◎不審者とは

- 同じ場所を行ったり来たりするなど不自然な行動をしている
- 普段見ない車両が長時間駐車している
- 場所や気候にそぐわない格好をしている
- 周囲を気にしながら施設の様子をうかがっている
- 見かけない人が施設周辺でメモや録音をしたり，写真やビデオ撮影をしている
- 防犯カメラ等の向きを調べるなど，警備システムの設置状況を確認している
- 身分証明書の提示を拒否する
- 身分を記載する際に，メモを見ながら記載している

など

院内テロ対策アクションカード

不　審　物

- ☐ 不審物を発見した場合はすぐに警察に通報する
- ☐ 患者や来院者から不審物の情報があった場合もすぐに警察に通報する
- ☐ あらかじめ決められたコードで一斉放送し，職員間で共有する
- ☐ 院内クリアランスの要領に従う

警察通報については，上級者への報告よりも優先する

◎不審物とは
- 放置された荷物などで，持ち主が不明である
- 発見されにくいように隠匿して置いてある
- 粘着テープやひもなどで厳重に包装，固定されている
- 中から機械音のようなものが聞こえる
- 火薬や薬品の臭いがする
- 脅迫やトラブルの後に発見された
- 身に覚えのない郵便物で，差出人もはっきりしない

など

第2章　アクションカード

院内テロ対策アクションカード

不審電話

- ☐ 一人だけで対応しない（近くにいる職員にメモなどを用いて知らせる）
- ☐ 他の者が状況について警察に通報する
- ☐ 電話があった時間，終了した時間を正確に記録する
- ☐ いつ，どこで，何を企図しているのか，企図する理由などについて，なるべく多く質問し，情報の収集に努める
- ☐ 相手の特徴（年齢，性別，方言，話し方のクセなど），電話の背景に聞こえる音などをなるべく多く把握する

警察通報については，上級者への報告よりも優先する

「テロ予告電話聴取確認事項　チェック表」*を使って，情報を集約する

*付録「概要版」に掲載されています

第3章　合同訓練シナリオ

　典型的なシナリオとして，「爆破テロ」「刃物殺傷テロ」「車両突っ込みテロ」などがあります。
　次頁以降にそれぞれの訓練の時系列にそった職種別のシナリオと患者想定の詳細の例を示します。

訓　練　概　要

目的	院内発生テロ発生事案を想定し，初動対応や救護活動などの訓練を関係機関と合同で行うことで，連絡・連携体制の確立を含め対応能力の向上を図る．		
日時	○月○日　13時～15時30分		
場所	○○病院		
参加機関	○○病院，××警察署，△△消防署		
シナリオ	1．爆破テロ	2．刃物殺傷テロ	3．車両突っ込みテロ
	外来待合室でソファーに座っていた30歳代男が突然「オリンピックなんかやめろ」などと叫び出した．職員は警備室に連絡するとともに，男に声をかけると「おかしいのはお前らだ」などと意味不明な言動を繰り返し，駆けつけた警備員に激高，「これは爆弾だ!!」などと言いながら手製爆弾のようなものを掲げた．	男女2名が院内喫茶店から出てきて，それぞれ手に持ったサバイバルナイフで，次々とそこにいる人たちを切りつけていった．悲鳴を聞いた職員が駆け寄り，数人が出血して倒れているため，エマージェンシーコールをした．切りつけた男女は，さらに店員1名と車いすの患者を人質に院内コンビニに立てこもった．	病院の救急車が，入院患者を他院へ転院させようと入口に停車，患者を収容しようとしていた．急に男がハッチドアから車内に乗り込んできて，運転席に居座り，そのまま，救急車を急発進させ奪い去った．救急車はタクシー用ロータリーから歩道へ乗り上げ走行，歩行者を次々と轢いた後，さらに正面玄関に突っ込み，ロビーに座っている人たちを跳ね飛ばし停車した．
負傷者	赤4名，黄4名，緑4名	赤6名，黄4名，緑4名	赤5名，黄6名，緑7名
訓練要員（病院職員）	医師11名（統括1名，トリアージ5名，処置5名），看護師10名，警備員2名，事務4名，搬送担当6名，犯人1名	医師10名（統括1名，トリアージ4名，処置5名），看護師10名，警備員4名，事務4名，搬送担当6名，犯人2名	医師12名（統括1名，トリアージ5名，処置6名），看護師10名，警備員4名，事務5名，搬送担当6名，犯人1名
訓練内容	通報，緊急配備，避難誘導，救護所の立ち上げ 警察（消防）への通報，対応部署への通報 警察の緊急配備への協力 救護スペースの確保，立ち上げ トリアージ，救出，救護訓練 医師，看護師によるトリアージ 負傷者の搬送 救護スペースにおける救護 不審物，不審者（犯人）に対する初動措置訓練 　不審物の処理 　不審者（犯人）の確保・制圧		

1. 爆破テロ（職種別時系列シナリオ）

※事前に訓練参加関係者による打ち合わせを実施し、地域住民に向けて訓練が行われることを掲示する

時間	環境	設定場所	テロリスト	病院対策本部	病院職員
前日	環境設定 必要器材搬入				
当日			AM：2回訓練が行われることを院内放送 PM：訓練開始前に院内放送		
AM	訓練準備				
12：00	訓練に必要な環境設置終了				
	訓練実施に関する表示を行い、患者・家族・周辺住民へ配慮の看板設置				
13：00	訓練についての参加者集合				
13：35	訓練開始				
13：40		想定（患者待合）	外来待合室で、ソファーに座っていた男が突然立ち上がり、「オリンピックなんかやめろ」と大声で叫び出す		周りの患者より警備員に情報提供があり、直ちに警備室に応援依頼
13：42		想定（患者待合）	「オリンピックなんかやめろ」の発言を繰り返す		警備員が現場に到着。男に近づき「どうしましたか」と声をかける
13：45		想定（患者待合）	警備員が来たことに気づいた男は激高し、「おかしいのはお前らだ、これが何かわかるか爆弾だ」と言いながら、手製爆弾様の物を持ち掲げる		
13：50		警備室	男はさらに激高し、「警察を呼んだな。オリンピック反対！おしまいだ！」と言うと、手に持った爆弾様の物を来院者が座っているソファー目がけて放り投げる		危険を察知した警備員は直ちに警備室にPHSで連絡し、110番警察を要請する 警備員が、男を追いかける
	院内で爆発物爆発				
13：55	爆発物が爆発し、多数の負傷者が出る	想定（患者待合）	男は正面出入口の方に逃げる		テロ発生に関するコードを院内一斉放送で放送
14：00	椅子やソファーを移動し爆発のあった環境を整える 警備官が病院に出動 逃げてくる犯人と入口で出くわす 爆弾は不発	設定（玄関入口）	男は、「おまえらのせいだ。みんなぶっ壊してやる」と爆弾様の物を放り投げるも不発 男はサバイバルナイフを取り出し、「畜生、みんな道連れだ」などと叫び、振り回す	院内に対策本部の設置	
14：10	爆発現場は火災などなく、あたりは爆発による建物の損傷と、負傷者多数		警察により検挙	担当警察官到着 対策本部で情報交換を行う	消防に対し、多数負傷患者が出ており、当院だけでの治療は限界があるので他院への患者の搬送を依頼（事務員より依頼） 【通報　119番】
14：15				消防隊到着 対策本部で情報交換	
14：18					
14：33					
15：10	訓練終了				
15：15	講評・まとめ				
15：30	院内放送で訓練終了の放送を行う				

医療スタッフ	患者役	警察	消防
		必要物品の搬入 訓練場所の現場確認・調整	
AM：2回訓練が行われることを院内放送 PM：訓練開始前に院内放送			
	患者役に関する設定の 確認と傷の準備		
訓練実施に関する表示を行い、患者・家族・周辺住民へ配慮の看板設置			
訓練についての参加者集合			
訓練開始			
付近の看護師が大声を出している男に対し、 「どうしましたか？大丈夫ですか」と声をかける	ソファーや椅子などに 座り準備する 負傷者の設定をするた め、身体にシーツなど を巻き負傷している姿 を隠す		
		指令を受け訓練開始 リモコン指揮官による無線指令および報告を 行う	
	患者役は指定の位置に 移動し、負傷者として 設定の役割を実施		
院内で爆発物爆発			
	緑の患者4名は自力で 移動 赤、黄色の患者は設定 どおり役を演じる	通行人の避難誘導 大盾、刺又、子盾の装備資器材を活用した被 疑者の制圧・検挙を実施し、現行犯逮捕	
			病院からの通報を受ける
		機動隊爆発物処理班によって不発爆弾の処理 実施	消防隊出動
ハザードエリアの近くまで医師、看護師がス トレッチャーを準備し待機 規制線内から出てきた負傷者をトリアージ、 トリアージタッグの記入と処置室への移動を 実施（エレベーターホールのところまで搬送） 医師2名 看護師5名 ストレッチャー2台準備		爆発現場の安全確認を実施 ・警察による、規制線内の設定を実施 ・安全が確保されるまで職員を進入させない ・警察が負傷者に「歩ける方はこちらまで」 と言い誘導 ・下肢の挫滅があり何とか歩いている負傷者 1名の肩を取り移動を助ける	機動隊による安全確認までは待機 病院医療スタッフと情報交換し役割 の確認を行う
医師2名、看護師5名　搬送担当6名が現場 に入る		安全確保が確認され、病院職員の規制線内へ の立ち入り許可	医師、看護師とともに現場へ入る
直ちにトリアージ実施 トリアージタッグの記入 搬送を開始			医療スタッフとともにトリアージお よび患者搬送を実施 院内での重症患者への対応が不可に なったため、患者転院について本部 と連携を図る
			他院へ患者搬送
トリアージと患者搬送終了			患者搬送終了
訓練終了			
講評・まとめ			
院内放送で訓練終了の放送を行う			

第3章 合同訓練シナリオ

1. 爆破テロ（患者想定）

患者No	被災場所	主訴 傷の状況	観察結果	PAT 生理学的徴候	搬送について
1	患者待合	全身打撲，出血 腹腔内出血	多発外傷 腹腔内出血	顔面蒼白 全身の挫創・出血 顔面熱傷 腹部膨隆	自力で移動不可
2	患者待合	顔面を中心に外傷	意識障害	意識反応弱く 顔面の外傷，出血を伴っている	自力で移動不可
3	患者待合	腰部を中心に外傷	骨盤骨折	顔面蒼白 意識朦朧 腰部の痛み	自力で移動不可
4	患者待合	下腿の轢断	下肢の轢断	顔面蒼白 意識朦朧 右側関節部からの切断 患部からの出血	自力で移動不可
5	患者待合	顔面外傷	爆風による眼球損傷	両目からの出血 目が見えなくて立てない	自力で移動不可
6	患者待合	大腿の外傷	下肢の杙創	意識清明 30×5mmの金属が大腿に刺さって，出血はしていない	自力で移動不可
7	患者待合	全身を強く打った	爆風による鈍的外傷	意識清明 全身を強く打ち痛くて立てない 大きな外傷はない様子	自力で移動不可
8	患者待合	全身を強く打った	気胸（開放性）	左胸に外傷による打撲痕	自力で移動不可
9	患者待合	顔面を中心に外傷	頭部挫創	意識清明 顔面から出血あり	自力で移動可
10	患者待合	全身を強く打った	パニック	服は汚れているが大きな損傷はない様子	自力で移動可
11	患者待合	全身を強く打った	下肢挫創	服は汚れているが大きな損傷はない様子 下肢が痛いが何とか歩ける	自力で移動可
12	患者待合	全身を強く打った	上肢骨折	爆風で飛ばされ，左上肢の変形があり，その他は症状がない様子	自力で移動可

第3章 合同訓練シナリオ

負傷状況	行動	呼吸	脈	血圧	循環不全徴候	レベル	従名	歩行	出血コントロール
腹部膨隆 腹部を触ると痛そう ディファンスあり	刺激に対して反応なし	浅40	50	90/60	顔面蒼白 冷汗	Ⅲ-200	無	×	×
頭部・顔面の外傷 出血あり	刺激に対して払いのける動き	浅15	110	100/50	無	Ⅲ-200	弱い	×	
意識が朦朧 ショック	うなずく反応があるが弱い	浅40	110	88/50	顔面蒼白 冷汗	Ⅱ-20	弱い	×	×
意識もしっかりしており 傷が痛いと叫んでいる	興奮，傷を触ると大げさに痛がる	浅40	130	110/50	顔面蒼白 冷汗	クリアー	◯	×	×
意識清明 興奮し目が見えないと叫んでいる	目をつぶっており，目を開けられない	25	90	140/80	無	クリアー	◯	×	
意識清明 質問に対してしっかり反応	意識清明，元気	20	80	158/90	無	クリアー	◯	×	
声掛けに対して反応あるが朦朧としている	介助すれば動ける状態	25	100	148/68	無	クリアー	◯	×	
声掛けに対して反応あるが朦朧としている やや呼吸苦あり	呼吸苦はあるが強くない 開放性の気胸	30	110	140/80	無	クリアー	◯	×	
意識あり 朦朧としているが歩行可能		浅15	100	120/60	無	クリアー	◯	可能	
恐怖で興奮しパニック		40	120	130/80	無	クリアー	◯	可能	
意識あり 朦朧としているが歩行可能		35	110	128/68	無	クリアー	◯	可能	
意識あり 朦朧としているが歩行可能		25	100	140/88	無	クリアー	◯	可能	

2. 刃物殺傷テロ（職種別時系列シナリオ）

※事前に訓練参加関係者による打ち合わせを実施し、地域住民に向けて訓練が行われることを掲示する

時間	環境	設定場所	テロリスト	病院対策本部	病院職員
前日	環境設定 必要器材搬入				
当日			AM：2回訓練が行われることを院内放送 PM：訓練開始前に院内放送		
AM	訓練準備				
12：00	訓練に必要な環境設置終了				
13：00	訓練実施に関する表示を行い、患者・家族・周辺住民へ配慮の看板設置				
			訓練についての参加者集合		
13：35			訓練開始		
13：40	刃物に刺された多数の負傷者が出る	想定（2Fエスカレーター前）	男女2名が院内2F喫茶店から出てきて、エスカレーターに向かいながら、両手にサバイバルナイフを持ち、次々とそこにいる人たちを切りつけていく 男女2名はそのままエスカレーターで1Fへ降りていく		異変に気付いた職員から、直ちに警備室に応援依頼
13：44		想定（1F中央受付）	男女2名は院内コンビニに向かいながら、そばの人を切りつけていく		警備員が現場に到着、危険を察知した警備員は直ちに警備室にPHSで連絡し、110番警察を要請する
13：45		想定（1Fコンビニ）	男女2名は院内コンビニに立てこもる。店員1名と車いすの患者が人質となっている		テロ発生に関するコードを院内一斉放送で放送
13：50		想定（2F患者待合）			病院入口を閉鎖（入場規制）
13：55		想定（1F患者待合）			
		想定（1, 2F患者待合）			
14：00		想定（1F患者待合）		院内に対策本部の設置	
14：05					
14：10			男が警察の突入とともに、頸部を自分で切りつける 女は泣きわめいている		
14：15	現場は負傷者多数			担当警察官到着 対策本部で情報交換を行う	消防に対し、多数負傷患者が出ており、当院だけでの治療は限界があるので他院への患者の搬送を依頼（事務員より依頼） 【通報　119番】
14：20				消防隊到着 対策本部で情報交換	
14：33					
14：40					
15：10			訓練終了		
15：15			講評・まとめ		
15：30			院内放送で訓練終了の放送を行う		

医療スタッフ	患者役	警察	消防
		必要物品の搬入 訓練場所の現場確認・調整	
	AM：2回訓練が行われることを院内放送 PM：訓練開始前に院内放送		
	患者役に関する設定の確認と傷の準備		
訓練実施に関する表示を行い，患者・家族・周辺住民へ配慮の看板設置			
	訓練についての参加者集合		
	訓練開始		
外来患者を誘導する		指令を受け訓練開始 リモコン指揮官による無線指令および報告を行う	
2Fに救急医が駆けつける。外来医師も集まり，トリアージ開始	患者役は指定の位置に移動し，負傷者として設定の役割を実施		
1Fにも負傷者がいる情報が入る。数名の医師が1Fに向かう		2Fに派出所の警察官が到着。職員に事情聴取。1Fに応援警察官が向かう パトカーも到着	
警察官の安全管理のもと1Fのトリアージ開始			
現場が3カ所となっているため，現場の調整を開始。コンビニ内に人質がいるため医師が待機	緑の患者4名は自力で移動 赤，黄色の患者は設定どおり役を演じる	応援部隊到着 犯人との交渉開始 大盾，刺又，子盾の装備資機材を活用した被疑者の制圧・検挙を実施しようとする	
		犯人を現行犯逮捕	病院からの通報を受ける
			消防隊出動
ハザードエリアの近くまで医師，看護師がストレッチャーを準備し待機 規制線内から出てきた負傷者をトリアージ，トリアージタグの記入と処置室への移動を実施（エレベーターホールのところまで移動） 医師1名　看護師2名 ストレッチャー2台準備		現場の安全確認を実施 ・警察による，規制線内の設定を実施 ・安全が確保されるまで職員を進入させない ・警察が負傷者に「歩ける方はこちらまで」と言い誘導 ・コンビニ内の負傷者を外へ誘導する	機動隊による安全確認までは待機 病院医療スタッフと情報交換し役割の確認を行う
医師1名，看護師2名，搬送担当6名が現場に入る		安全確保が確認され，病院職員の規制線内の立ち入りを許可する	医師，看護師とともに現場へ入る
直ちにトリアージ実施 トリアージタグの記入 搬送を開始			医療スタッフとともにトリアージおよび患者搬送を実施 院内での重症患者への対応が不可になうため，患者転院について本部と連携を図る
			他院へ患者搬送
トリアージと患者搬送終了			患者搬送終了
	訓練終了		
	講評・まとめ		
	院内放送で訓練終了の放送を行う		

2. 刃物殺傷テロ（患者想定）

	患者No	被災場所	主訴 傷の状況	観察結果	PAT 生理学的徴候	搬送について
🟥	1	2F 患者待合	腹部刺創，出血 腹腔内出血	腹部刺創 腹腔内出血	顔面蒼白 全身の挫創・出血 腹部膨隆	自力で移動不可
🟥	2	コンビニ	頸部刺創	意識障害	意識反応弱く，気道の異常 頸部の外傷，出血を伴っている	自力で移動不可
🟥	3	1F 患者待合	胸部刺創	胸部刺創	顔面蒼白 意識朦朧 呼吸苦	自力で移動不可
🟥	4	2F 患者待合	顔面切創	顔面切創 眼球損傷	右目からの出血 出血が多く目が見えなくて立てない	自力で移動不可
🟥	5	2F 患者待合	大腿部刺創	大腿部刺創	意識清明 100×20mmの幅のナイフが大腿に刺さって，活動性の出血あり	自力で移動不可
🟥	6	2F 患者待合	全身を強く打った	転倒による鈍的外傷	全身を強く打ち痛くて立てない 大きな外傷はない様子	自力で移動不可
🟨	7	1F 患者待合	背中を刺された	気胸（開放性）	背部に外傷による刺創	自力で移動不可
🟨	8	コンビニ	大腿の外傷	大腿部刺創	大腿から出血が続く	自力で移動不可
🟨	9	コンビニ	背中を刺された	背部刺創	背部から出血が続く	自力で移動不可
🟨	10	コンビニ	洋服を切られている	パニック	服は切れているが大きな損傷はない様子	自力で移動不可
🟩	11	2F 患者待合	前腕に切創	前腕切創	意識清明 活動性の出血あり	自力で移動可
🟩	12	2F 患者待合	転倒した	下肢挫創	服は汚れているが大きな損傷はない様子 下肢が痛いが何とか歩ける	自力で移動可
🟩	13	1F 患者待合	転倒した	上肢骨折	左上肢の変形があり，その他は症状がない様子	自力で移動可
🟩	14	1F 患者待合	腕を切られた	前腕切創	前腕に切創	自力で移動可

負傷状況	行動	呼吸	脈	血圧	循環不全徴候	レベル	従名	歩行	出血コントロール
腹部膨隆 腹部を触ると痛そう ディファンスあり	刺激に対して反応なし	40	50	90/60	顔面蒼白 冷汗	Ⅲ-300	無	×	×
頸部の外傷 出血あり	刺激に対して払いのける動き	40	110	100/50	無	Ⅲ-200	弱い	×	
意識が朦朧 ショック	うなずく反応があるが弱い	浅25	110	80/45	顔面蒼白 冷汗	Ⅱ-20	弱い	×	×
意識清明 興奮し目が見えないと叫んでいる	目をつぶっており，目を開けられない	40	90	140/80	無	クリアー	○		
意識清明 質問に対してしっかり反応	意識清明	20	110	80/45	無	クリアー	○	×	
声掛けに対して反応あるが朦朧としている		25	100	148/68	無	Ⅱ-200	○	×	
声掛けに対して反応あるが朦朧としている やや呼吸苦あり	呼吸苦はあるが強くない 開放性の気胸	20	110	140/80	無	クリアー	○	×	
意識あり 歩行不可		20	120	120/60	無	クリアー	○	×	
意識あり 歩行不可		20	120	110/60	無	クリアー	○	×	
恐怖で興奮しパニック		40	120	130/80	無	クリアー	○	可能	
意識あり 歩行可能		浅15	100	120/60	無	クリアー	○	可能	
意識あり 朦朧としているが歩行可能		35	110	128/68	無	クリアー	○	可能	
意識あり 朦朧としているが歩行可能		25	100	140/88	無	クリアー	○	可能	
歩行可能		20	80	110/80	無	クリアー	○	可能	

第3章 合同訓練シナリオ

3. 車両突っ込みテロ（職種別時系列シナリオ）

※事前に訓練参加関係者による打ち合わせを実施し、地域住民に向けて訓練が行われることを掲示する

時間	環境	設定場所	テロリスト	病院対策本部	病院職員
前日	環境設定 必要器材搬入				
当日		AM：2回訓練が行われることを院内放送 PM：訓練開始前に院内放送			
AM	訓練準備				
12：00	訓練に必要な環境設置終了				
	訓練実施に関する表示を行い、患者・家族・周辺住民へ配慮の看板設置				
13：00	訓練についての参加者集合				
13：35	訓練開始				
13：40		想定（救急車車寄せ）	病院所有の救急車で、入院患者を他院へ転院させようと停車していた救急車のハッチドアから、急に男が乗り込み運転席に居座る		
13：42		想定（救急車車寄せ）	男は車内の乗員を追い出し、救急車を急発進させ奪い去る		周りの患者より職員に情報提供があり、直ちに警備室に応援依頼
13：45		警備室	救急車はロータリーから歩道へ乗り上げ走行し歩行者を次々と轢いていく		危険を察知した警備員は直ちに警備室にPHSで連絡し、110番警察を要請する
13：50			救急車は正面玄関に突っ込みロビーに座っている人たちを跳ね飛ばして停車		
13：55	多数の負傷者が出る	想定（患者待合）	男は車外に逃げる		テロ発生に関するコードを院内一斉放送で放送
				院内に対策本部の設置	
14：00	椅子やソファーを移動し、車両突っ込みのあった環境を整える 警察官が病院に出動 逃げてくる犯人と入口で出くわす	設定（玄関入口）	男は病院玄関へ向かう		
14：10				担当警察官到着 対策本部で情報交換を行う	消防に対し、多数負傷患者が出ており、当院だけでの治療は限界があるので他院への患者の搬送を依頼（事務員より依頼） 【通報　119番】
14：15				消防隊到着 対策本部で情報交換	
14：18					
14：33					
15：10	訓練終了				
15：15	講評・まとめ				
15：30	院内放送で訓練終了の放送を行う				

医療スタッフ	患者役	警察	消防
		必要物品の搬入 訓練場所の現場確認・調整	
AM：2回訓練が行われることを院内放送 PM：訓練開始前に院内放送			
	患者役に関する設定の 確認と傷の準備		
訓練実施に関する表示を行い、患者・家族・周辺住民へ配慮の看板設置			
訓練についての参加者集合			
訓練開始			
	ソファーや椅子などに 座り準備する 負傷者の設定をするた め、身体にシーツなど を巻き負傷している姿 を隠す		
		指令を受け訓練開始 リモコン指揮官による無線指令および報告を 行う	
	患者役は指定の位置に 移動し、負傷者として 設定の役割を実施		
	緑の患者7名は自力で 移動 赤、黄色の患者は設定 どおり役を演じる	通行人の避難誘導 大盾、刺叉、子盾の装備資材を活用した被 疑者の制圧・検挙を実施し、現行犯逮捕	
ハザードエリアの近くまで医師、看護師がス トレッチャーを準備し待機 規制線内から出てきた負傷者をトリアージ、 トリアージタッグの記入と処置室への移動を 実施（エレベーターホールのところまで移動） 医師2名　看護師5名 ストレッチャー2台準備		現場の安全確認を実施 ・警察による、規制線内の設定を実施 ・安全が確保されるまで職員を進入させない ・警察が負傷者に「歩ける方はこちらまで」 　と言い誘導	病院からの通報を受ける
			消防隊出動
			機動隊による安全確認までは待機 病院医療スタッフと情報交換し役割 の確認を行う
医師3名、看護師5名、搬送担当6名が現場 に入る		安全確保が確認され、病院職員の規制線内へ の立ち入りを許可する	医師、看護師とともに現場へ入る
直ちにトリアージ実施 トリアージタッグの記入 搬送を開始			医療スタッフとともにトリアージお よび患者搬送を実施 院内での重症患者への対応が不可に なったため、患者転院について本部 と連携を図る
			他院へ患者搬送
トリアージと患者搬送終了			患者搬送終了
訓練終了			
講評　まとめ			
院内放送で訓練終了の放送を行う			

第3章　合同訓練シナリオ

3. 車両突っ込みテロ（患者想定）

患者No	被災場所	主訴傷の状況	観察結果	PAT 生理学的徴候	搬送について
1	患者待合	全身打撲，出血腹腔内出血	多発外傷腹腔内出血	顔面蒼白全身の挫創・出血腹部膨隆	自力で移動不可
2	患者待合	胸部を中心に外傷	血胸	意識反応弱く，呼吸苦	自力で移動不可
3	患者待合	腰部を中心に外傷	骨盤骨折	顔面蒼白意識朦朧腰部の痛み	自力で移動不可
4	患者待合	下腿の轢断	下肢の轢断	顔面蒼白意識朦朧右側関節部からの切断患部からの出血	自力で移動不可
5	患者待合	頭部外傷	車両による打撲	意識障害	自力で移動不可
6	患者待合	大腿の外傷	下肢の刺創	意識清明100×50mmのガラスが大腿に刺さって，出血はしていない	自力で移動不可
7	患者待合	全身を強く打った	鈍的外傷	意識清明全身を強く打ち痛くて立てない大きな外傷はない様子	自力で移動不可
8	患者待合	全身を強く打った	気胸（開放性）	左胸に外傷による打撲	自力で移動不可
9	患者待合	頭部・顔面を中心に外傷	頭部外傷	意識清明顔面から出血あり	自力で移動不可
10	患者待合	全身を強く打った	全身打撲	複数箇所の痛みで動けない	自力で移動不可
11	患者待合	全身を強く打った	両下肢骨折	両下肢が痛くて立てない	自力で移動不可
12	患者待合	全身を強く打った	上肢骨折	左上肢の変形があり，その他は症状がない様子	自力で移動可
13	患者待合	全身を強く打った	全身打撲	服は汚れているが大きな損傷はない様子	自力で移動可
14	ロータリー	全身を強く打った	全身打撲	服は汚れているが大きな損傷はない様子	自力で移動可
15	ロータリー	全身を強く打った	腰部打撲	服は汚れているが大きな損傷はない様子歩行可能	自力で移動可
16	ロータリー	全身を強く打った	腰部打撲	服は汚れているが大きな損傷はない様子歩行可能	自力で移動可
17	ロータリー	全身を強く打った	背部打撲	服は汚れているが大きな損傷はない様子歩行可能	自力で移動可
18	ロータリー	全身を強く打った	背部打撲	服は汚れているが大きな損傷はない様子歩行可能	自力で移動可

負傷状況	行動	呼吸	脈	血圧	循環不全徴候	レベル	従名	歩行	出血コントロール
腹部膨隆 腹部を触ると痛そう ディファンスあり	刺激に対して反応なし	40	50	90/60	顔面蒼白 冷汗	Ⅲ-200	無	×	×
胸部の外傷 出血あり	刺激に対して払いのける動き	40	110	100/50	無	Ⅲ-200	弱い	×	
意識が朦朧 ショック	うなずく反応があるが弱い	40	110	88/50	顔面蒼白 冷汗	Ⅱ-20	弱い	×	×
意識もしっかりしており 傷が痛いと叫んでいる	興奮，傷を触ると大げさに痛がる	40	130	110/50	顔面蒼白 冷汗	クリアー	○	×	×
意識なし	反応なし	25	90	100/00	無	Ⅲ-300	無	×	
意識清明 質問に対してしっかり反応	意識清明，元気	20	80	158/90	無	クリアー	○	×	
声掛けに対して反応あるが朦朧としている	介助すれば動ける状態	25	100	148/68	無	クリアー	○	×	
声掛けに対して反応あるが朦朧としている やや呼吸苦あり	呼吸苦はあるが強くない 開放性の気胸	30	110	140/80	無	クリアー	○	×	
意識あり 朦朧としている		浅30	100	120/60	無	クリアー	○	×	
呼吸苦あり		40	120	130/80	無	クリアー	○	×	
意識あり 朦朧としているが歩行不可		35	110	128/68	無	クリアー	○	×	
意識あり 朦朧としているが歩行可能		18	100	130/88	無	クリアー	○	可能	
意識あり 朦朧としているが歩行可能		20	90	120/80	無	クリアー	○	可能	
意識あり 朦朧としているが歩行可能		20	90	130/60	無	クリアー	○	可能	
意識あり 朦朧としているが歩行可能		16	80	140/80	無	クリアー	○	可能	
意識あり 朦朧としているが歩行可能		16	80	135/70	無	クリアー	○	可能	
意識あり 朦朧としているが歩行可能		16	80	140/80	無	クリアー	○	可能	
意識あり 朦朧としているが歩行可能		16	80	120/60	無	クリアー	○	可能	

第3章 合同訓練シナリオ

JCOPY 〈(社)出版者著作権管理機構 委託出版物〉

本書の無断複写は著作権法上での例外を除き禁じられています。
複写される場合は，そのつど事前に，下記の許諾を得てください。
(社)出版者著作権管理機構
TEL. 03-5244-5088　FAX. 03-5244-5089　e-mail：info@jcopy.or.jp

Protect Your Hospital
病院内発生テロ対策マニュアル

定価（本体価格 1,500 円＋税）

2019 年 9 月 20 日　第 1 版第 1 刷発行

編　集	平成30年度厚生労働行政推進調査事業費補助金（地域医療基盤開発推進研究事業）2020年東京オリンピック・パラリンピック競技大会における救急・災害医療提供体制に関する研究（研究代表者：横田裕行）
編集協力	一般社団法人 Healthcare BCP コンソーシアム
発行者	佐藤　枢
発行所	株式会社 へるす出版 〒164-0001　東京都中野区中野2-2-3 Tel. 03-3384-8035（販売）　03-3384-8155（編集） 振替 00180-7-175971 http://www.herusu-shuppan.co.jp
印刷所	株式会社膳栄社

〈検印省略〉

©2019, Printed in Japan
落丁本，乱丁本はお取り替えいたします
ISBN 978-4-89269-984-9